QUELQUES MOTS

SUR LA

COLONIE D'ALIÉNÉS DE GHÉEL

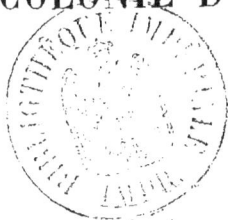

(BELGIQUE)

PAR

le Dr MOREAU (de Tours)

Extrait des Annales médico-psychologiques.

PARIS

IMPRIMERIE DE L. MARTINET

RUE MIGNON, 2

1862

QUELQUES MOTS

SUR LA

COLONIE D'ALIÉNÉS DE GHÉEL

(BELGIQUE)

M. Moreau (de Tours) : En prenant la parole, je n'ai pas l'inten-
tion de contester quoi que ce soit du rapport très bien fait de notre
collègue M. J. Falret. J'ai signé ce rapport comme membre de la
commission, après en avoir écouté attentivement la lecture, et ce
faisant, j'ai cru rendre hommage à la manière lumineuse et à l'esprit d'impartialité avec lesquels il m'a paru rédigé. Je n'ai point non
plus à le défendre, car M. Brierre de Boismont, le seul orateur qui
ait encore pris la parole au sujet du rapport, paraît s'être rallié
sans réserve à l'opinion des membres de la commission, tout en y
ajoutant d'utiles commentaires.

Je voudrais seulement vous présenter quelques observations sur
deux ou trois points abordés par notre collègue, dans votre avant-
dernière séance.

La question de colonisation a eu quelque peine à s'implanter, à
se vulgariser parmi nous. La voilà enfin à l'ordre du jour ; mais ce
n'est qu'après avoir été agitée, examinée sous toutes ses faces dans
d'autres contrées ; bien mieux, après que des essais ont été tentés
pour donner aux principes qu'elle renferme la sanction des faits et
de l'expérience.

Est-ce à dire que, contrairement à ses habitudes, la France, cette
fois, se soit laissé devancer, et que, dans une question aussi digne
d'intérêt, et, nous pouvons le dire maintenant, aussi grosse d'avenir,

elle vienne simplement et tardivement se mettre à la remorque des autres nations ?

Il n'en est pas ainsi heureusement, et pour le prouver, il suffira de mettre en lumière, ou plutôt de rappeler certains faits dont le souvenir paraît être à peu près complétement effacé aujourd'hui.

Si la question de colonisation est, à l'heure qu'il est, sérieusement mise à l'étude, si l'on se préoccupe de savoir ce qu'il peut y avoir de bon ou de défectueux dans le système qui nous vient d'un peuple voisin, on est généralement porté à croire que cela tient à l'accroissement continu du nombre des aliénés, à l'extrême difficulté, je dirais presque à l'impossibilité qui semble devoir surgir, dans un temps plus ou moins proche, de les abriter tous dans des établissements semblables à ceux d'aujourd'hui, établissements que nous sommes habitués à regarder comme le dernier mot de la science, et de faire face aux dépenses extraordinaires que nécessiteraient la construction, l'aménagement de ces établissements.

Ces deux motifs : insuffisance radicale, et, l'on pourrait dire, inhérente à leur nature, des établissements, et énormité des dépenses, sont assurément d'une grande valeur et ont dû porter à réfléchir.

Mais telle n'est pas, selon nous, la véritable origine de la question qui s'agite présentement au sein de la Société. Cette origine a quelque chose de plus scientifique. Ce n'est pas la nécessité qui a fait surgir, dans le principe, l'idée de colonisation ; cette idée date d'une époque où cette nécessité ne se faisait pas encore sentir, où l'accroissement du nombre des aliénés n'inspirait aucune inquiétude pour l'avenir ; elle est le produit de l'étude, de l'examen approfondi du principe scientifique réalisé à Ghéel, et aussi du désir que possède chacun de nous d'améliorer le sort des malades, d'opérer leur guérison en les plaçant dans les conditions hygiéniques et médicales les plus propres à nous faire atteindre le but que nous nous proposons. Tel a été le point de vue où se sont placés ceux qui, les premiers, se sont constitués les vulgarisateurs de l'idée de colonisation.

J'éprouve maintenant, messieurs, une certaine hésitation à continuer, car je suis forcément, et malgré toute ma répugnance, amené à vous parler de moi personnellement. Mais je veux me souvenir que je parle devant des collègues dont j'ai l'honneur d'être connu depuis longues années, cela me suffit pour que je me dispense d'afficher ici une fausse modestie.

Je n'ai point la prétention d'avoir, le premier en France, fait connaître la colonie belge, mais j'ai celle d'avoir le premier discuté le principe, l'idée théorique de la colonisation des aliénés. Je m'étais flatté d'avoir des imitateurs. Je croyais qu'une question de cette nature devait s'imposer d'elle-même à l'attention publique. Je me faisais illusion ; ma voix resta à peu près sans écho, et j'en fus, comme on me le dit alors, pour mes frais d'enthousiasme.

Tout ceci je l'avais oublié, et depuis longtemps ; mais tout ceci me revient à l'esprit, aujourd'hui que tant de bruit vient se faire autour d'une question que nous avons vue enterrée à peine mise au monde ; aujourd'hui qu'elle trouve plus de défenseurs que d'opposants, qu'elle trouve même des avocats parmi ceux qui s'étaient montrés plus qu'indifférents ; aujourd'hui enfin que le jour paraît être proche où l'idée que nous jetâmes aux vents de la discussion, il y a plus de vingt ans, commence à germer.

Esquirol visita la colonie de Ghéel en 1821, en compagnie d'un de ses élèves, notre éminent collègue M. le docteur Félix Voisin. Vous connaissez tous l'article qu'il publia, vers cette époque, dans le *Grand dictionnaire des sciences médicales.* Cet article fut lu avec intérêt, comme tout ce qui était dû à la plume de notre illustre maître. Mais ce fut tout. Personne ne songea à en tirer la moindre induction pratique, ou même simplement théorique. Il est facile d'en dire la raison : Esquirol se borne à décrire ce qu'il a vu ; il parle de la colonie comme d'une chose curieuse, singulière, mais il ne formule aucun jugement, s'abstient de toute appréciation. A peine émet-il, comme en passant, l'idée qu'on pourrait rendre l'état de choses moins mauvais en construisant au centre de la colonie « un » asile où seraient reçus les aliénés qui, par leur agitation, leur » violence, leur saleté, sont le plus exposés aux mauvais traitements » de leurs hôtes. » En un mot, la colonie belge paraît avoir été entrevue par lui comme un fait étrange, mais isolé, sans avenir comme sans antécédent.

Cette indifférence avec laquelle Esquirol passa devant un établissement qui, depuis quelques années, est devenu l'objet de l'attention, de l'étude, de l'admiration souvent enthousiaste de médecins de toutes les nations, comment l'expliquer ?

A l'époque dont nous parlons, il y a quarante ans, tout était à faire, tout à créer en fait d'installation des aliénés. Esquirol était alors sous la préoccupation de la construction d'asiles, qui faisaient défaut par toute la France, nous pourrions dire en Europe. Ce qu'il vit à Ghéel, en raison surtout du désordre qui devait y régner à cette époque reculée, n'était guère de nature à le distraire de ses préoccupations. Nous avons la conviction, cependant, qu'il puisa dans le spectacle qu'il avait sous les yeux, dans la liberté dont jouissaient impunément, à Ghéel, des malades qui, partout ailleurs, étaient sous les verroux, dans les travaux de toute sorte auxquels ils se livraient, etc., qu'il puisa, dis-je, des notions dont plus tard il tira parti pour l'agencement et la construction des asiles qu'il projetait. On remarquera même, dans le passage que nous citions tout à l'heure, que l'idée à laquelle tout le monde paraît aujourd'hui devoir se rallier, idée qui fut réalisée en partie par la création de la ferme Sainte-Anne, et qui l'est complétement, à ce que l'on assure, dans l'établissement de Clermont (Oise), je veux dire l'idée d'un asile central, que cette idée, dis-je, y est exprimée de la manière la plus formelle.

On comprendra, d'après ce que nous venons de dire, pourquoi, après, comme des siècles avant la visite d'Esquirol, la colonie belge est restée dans le plus profond oubli.

En 1842, me trouvant en Belgique, j'apprends que Ghéel était sur le point de disparaître; du moins le bruit en courait à Bruxelles. On parlait du rapport d'une commission nommée par le ministre, et dont le célèbre Guislain faisait partie, pour examiner la colonie, rapport dont les conclusions étaient de nature à compromettre l'existence de cet établissement. J'étais loin d'être prévenu en faveur de Ghéel. J'en étais à mon dixième ou douzième voyage en Belgique, et l'idée ne m'était pas venue de le visiter. Cette fois, il n'y avait plus à temporiser; je m'empressai donc de m'y rendre, et j'en revins avec des idées, des opinions que je me hâtai de consigner dans un mémoire qui fut imprimé dans la *Revue indépendante* de Pierre Leroux, et dont j'adressai immédiatement un exemplaire à M. le ministre de l'intérieur de Belgique. J'appris alors, par une lettre que ce fonctionnaire me fit l'honneur de m'adresser, que la question qui faisait l'objet de mon mémoire avait été soumise à une nouvelle commission, cette fois présidée par un homme dont l'Europe connaît la science profonde et le dévouement aux intérêts de ceux qui souffrent, par M. Ducpétiaux. Le rapport de cette commission, dont M. le ministre m'envoyait un exemplaire, concluait au maintien de la colonie, sous la réserve de nombreuses et indispensables améliorations.

Je me bornerai à faire une seule observation concernant le mémoire que je viens de rappeler, lequel, deux ans plus tard, fut inséré dans les *Annales médico-psychologiques*, c'est que, en le rédigeant, je n'étais préoccupé que d'une chose, d'empêcher la destruction d'un établissement qui, tout étrange qu'il paraissait et quelque défectueux qu'il se présentât alors, m'avait semblé, à tort ou à raison, contenir un *principe* qui, scientifiquement et non plus empiriquement appliqué, devait satisfaire à toutes les exigences de la science, au point de vue du traitement et du bien-être des aliénés ; ce qui fit dire à un auteur belge que mon mémoire « était » plutôt un plaidoyer en faveur de Ghéel qu'un récit ». Qu'avais-je besoin, en effet, de décrire la colonie ? Sur ce point il valait mieux en référer à Esquirol, car rien n'avait été changé à Ghéel depuis sa visite ; je songeai, avant tout, à justifier l'idée théorique de la colonisation, et je fis même entrevoir la possibilité de la mettre en pratique en France ou ailleurs.

La colonie belge n'avait été jusqu'ici, pour ainsi dire, qu'un fait de hasard, le produit fortuit de circonstances dans lesquelles les spéculations scientifiques n'étaient absolument pour rien. Les croyances religieuses, la foi dans les miracles opérés par sainte Dymphne, l'avaient en quelque sorte créée de toutes pièces. Nous crûmes y voir la réalisation providentielle d'un système médical supérieur à ceux qui avaient régné jusqu'ici. Pour la première fois, alors, fut posée la question de la colonisation. Il fallait bien que l'on sût à quoi s'en tenir sur la valeur d'un système nouveau venu dans le monde scientifique. On sentit la nécessité de voir et d'étudier par soi-même l'établissement où ce système était mis en pratique depuis des siècles.

A partir de cette époque commence ce que j'appellerais volontiers les pèlerinages de Ghéel. A partir de cette époque, Ghéel reçoit la visite de savants appartenant à diverses nations, entre autres de deux de nos savants collègues, en 1844 de M. le docteur Morel, et deux ans plus tard, en 1846, de M. Brierre de Boismont, dont les publications, bien que peu favorables, appelèrent de nouveau l'attention publique sur la colonie désormais célèbre.

Quelques années plus tard, en 1849, Ghéel eut la bonne fortune d'être placé sous la haute direction d'un médecin instruit, d'un zèle ardent, d'un dévoûment sans bornes, lequel comprit tout ce qu'i y avait de bon et d'utile dans le principe de la colonisation. Par ses publications, par de nombreux articles dans les journaux, par ses communications aux sociétés savantes de la Belgique, par d'actives démarches auprès des autorités, M. le docteur Parigot, si j'osais me servir d'un langage un peu familier, remua ciel et terre en faveur de sa chère colonie. Il fit si bien, on peut le dire, qu'aucun médecin spécialiste voyageant en Europe, avec ou sans mission de son gouvernement, ne put se dispenser de visiter Ghéel.

L'élan était donné. Le gouvernement belge entrait enfin résolûment dans la voie des améliorations demandées depuis longtemps. A la place de M. Parigot, démissionnaire, fut nommé un médecin,

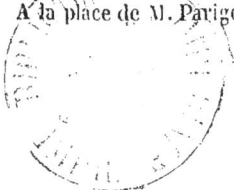

M. le docteur Bulkens, dont la science égale le dévouement, et qui, par son habile administration, finira, espérons-le, par placer la colonie dans de telles conditions, qu'au lieu de détracteurs, elle ne rencontrera bientôt plus que des imitateurs.

Aujourd'hui, à Ghéel, les visiteurs deviennent chaque jour plus nombreux, et l'on peut dire que la très grande majorité, sinon tous, en reviennent partisans. Quelques-uns même ne quittent la colonie qu'avec la résolution bien arrêtée de provoquer, dans leur pays, la création d'un établissement semblable. Parmi ceux qui se sont montrés le plus sympathiques, nous devons distinguer M. le docteur baron de Mundy qui, plein d'un généreux enthousiasme pour le système qu'a-vec le docteur Bulkens il nomme le *patronage familial*, paraît s'être fait le missionnaire de l'idée de colonisation.

D'après une supputation approximative, de 1842 à 1860, le nombre des visiteurs ne s'élève pas à moins de trente-cinq à qua-rante. De 182 (nous nous rappelons que c'est l'époque à laquelle remonte la visite d'Esquirol) à 1842, il n'y en avait pas eu un seul ! Je n'insiste plus. Ce simple rapprochement de dates et de chiffres des visiteurs dit tout ce que nous voulons qu'on sache concernant la question historique.

Maintenant deux mots sur le principe même de la colonisation, lequel, malgré toutes les objections qui ont été soulevées, ne nous paraît avoir rien perdu de la supériorité que nous lui avons recon-nue. Et qu'on ne s'y méprenne pas, j'entends parler du système de colonie pur, tel qu'il est pratiqué à Ghéel depuis des siècles, dissé-mination des malades parmi les habitants d'un village ou des ha-meaux environnants, vie en commun, travail, distractions, toute la liberté compatible avec l'ordre et la tranquillité publique, etc., et non de ce système auquel on tend à se rallier, à l'heure qu'il est, comme à une espèce de compromis, de *mezzo termine*, et que moi-même je n'ai aucune répugnance à accepter, mais seulement à titre de système de transition entre l'ancien et le nouveau régime.

Sans entrer ici dans de longs détails, ni répéter ce que j'ai dit autrefois, voyons à quoi se réduisent toutes les exigences créées par la situation d'un aliéné.

A le guérir d'abord, cela est de toute évidence, quand toutefois il est curable.

S'il est incurable, soit dès le début de la maladie ou bien par l'ancienneté du mal (je ne sais, messieurs, si cette manière de par-ler vous paraîtra un peu trop... franche, mais nous n'avons pas à faire ici de la médecine et de la psychologie de roman, mais celle que la triste réalité que nous avons chaque jour sous les yeux nous enseigne), s'il est incurable, dis-je, à le placer dans les conditions d'hygiène les plus avantageuses, à lui créer une existence *qui s'éloigne le moins possible* de celle dont il jouissait avant que la maladie l'eût frappé, existence à laquelle tout aliéné a un droit absolu, il ne faut pas l'oublier, et qu'on ne peut léser sans injustice, mais qui pourtant ne dépasse pas les limites tracées par sa propre sécurité et celle des personnes qui l'entourent.

Or, s'il est possible, aussi facile de satisfaire à la première de ces exigences dans les anciens asiles que dans une colonie, on ne saurait certainement en dire autant de la seconde.

L'isolement est, dit-on, la première condition du traitement d'un aliéné. Nous le pensons comme tout le monde. Mais, dans un asile, le malade est, selon nous, bien plutôt séquestré qu'il n'est isolé. Autant l'air ambiant, je parle au moral comme au physique, est peu favorable dans nos grands asiles où se trouvent agglomérés par centaines des aliénés de toute sorte, autant cet air est pur et vivifiant au milieu d'un grand village, au sein d'une famille dont le malade partage les travaux et la vie tout entière, où il retrouve, en quelque sorte, les parents, les amis qu'il a perdus, lesquels, de mille manières, exercent sur lui une salutaire pression, s'efforcent d'adoucir ses chagrins imaginaires, d'atténuer ses préventions maladives, tout au moins, quand tout espoir de guérison est perdu, de lui procurer un bonheur relatif. Ces soins incessants, ces attentions, ces conseils, en un mot tout ce qui constitue ce que M. le docteur Bulkens dénomme si justement le *patronage familial*, comment espérer les trouver dans nos grands asiles publics si bien organisés qu'on les suppose ?

Après la mémorable discussion qui vient d'être agitée au sein de l'Académie de médecine, discussion qui a si bien fait ressortir les inconvénients qui, au point de vue de l'hygiène, s'attachent à toute agglomération d'individus sur un point donné, toujours plus ou moins restreint, il serait superflu, je pense, de vouloir démontrer les avantages de toute sorte que comporte l'habitation dans un village, à l'air libre et pur de la campagne. Je n'insiste donc pas. Je préfère renvoyer quiconque désire sérieusement et consciencieusement être édifié sur l'ensemble de la question, sur le genre de vie d'un aliéné confié à une famille d'honnêtes et laborieux paysans, au mémoire publié récemment par le savant et zélé directeur de Ghéel. M. le docteur Bulkens nous paraît avoir traité ce grave sujet de manière à gagner à sa noble cause les plus récalcitrants et les plus prévenus.

Mais il est un côté de la question dont je ne puis ne pas m'occuper un instant ; je veux parler du travail, ce moyen thérapeutique par excellence. A notre avis, ce n'est que dans une colonie que l'on peut espérer retirer de ce moyen de traitement tous les avantages que l'on s'en promet. La raison en est simple ; c'est que là seulement il est praticable, en tant du moins que l'on a affaire à des malades encore dans la période d'acuité, curables par conséquent, du moins pour la plupart. Pourquoi ? C'est que, pour chacun des malades à qui le travail est prescrit, il faut un guide, un surveillant, mieux que cela, un compagnon qui, tout en veillant sur lui, exécute les mêmes travaux. Cela est nécessaire surtout quand il s'agit de travaux agricoles. Comment cela serait-il praticable dans des réunions de quatre ou six cents individus ? Durant le séjour que nous avons fait à la ferme Sainte-Anne, à une époque où les travaux y étaient en pleine activité, pendant les vingt autres années que nous avons passées à Bicêtre, nous avons pu nous édifier suffisamment sur ce sujet. Voici ce que nous avons observé : en général, tout individu dont la maladie est de date récente, qui présente, par conséquent, certaines chances de guérison, répugne au travail, il faut, pour ainsi dire, le prendre par la main, le stimuler, le contraindre, s'efforcer de vaincre son inertie ou sa volonté par tous les moyens possibles ; il n'y a guère que les aliénés chroniques, c'est-à-dire ceux qui n'ont à attendre du travail qu'une santé générale meilleure, mais pas ou presque jamais de guérison, il n'y a que ceux-là, dis-je, qui n'opposent pas une trop grande résistance et consentent à travailler, travaillent mollement, il est vrai, sans entrain, font en résumé d'assez mauvaise besogne, comme l'administration des hospices l'a expérimenté à ses dépens dans ces dernières années, mais enfin travaillent.

Est-il nécessaire de démontrer que tous ces inconvénients, inhérents aux asiles fermés, disparaissent dans le système colonial, où chaque malade, devenu membre d'une famille, est facilement amené à prendre part à ses travaux ? Bien mieux, dans une colonie, bon nombre d'aliénés peuvent, s'ils le préfèrent, se livrer au genre de travail qui leur est familier, trouvent à exercer leur état, leur métier, amasser ainsi un petit pécule qu'ils consacrent à leurs besoins divers. Ainsi, à Ghéel, « des aliénés ébénistes confectionnent des meubles ; des menuisiers, des cordonniers, des tailleurs, des sabotiers, des maréchaux ferrants travaillent, les uns chez leurs nourriciers, les autres ailleurs, à la journée et à leur profit..... Quelques-uns font l'office de commissionnaires du hameau qu'ils habitent ; ils sont chargés d'aller au centre du village, faire l'achat des provisions de denrées, etc..... Il est des malades qui se livrent à la pêche et à la tenderie. Un monodélirant, qui se croit une machine électrique, est un oiseleur habile ; pendant la saison, il s'adonne à la tenderie avec une adresse rare et vend à son profit le produit de sa chasse ; il possède même une volière peuplée d'oiseaux de prix qu'il entretient avec soin et dont il fait commerce. » (Bulkens.) Il y a loin de là au régime monotone d'un hospice, où la plupart des malades sont astreints aux mêmes occupations, qu'ils se sentent ou non du goût pour le genre de travail qu'on exige d'eux.

Avec le travail, les distractions sont un des agents les plus actifs de guérison. Dans une colonie, que de ressources, sous ce rapport, pour la grande majorité des malades ! Comme distractions, nous devons énumérer, avec M. le docteur Bulkens, les visites chez les parents du nourricier, la participation aux fêtes de famille, aux réjouissances de la kermesse, les promenades à la foire, au marché, aux fêtes dans les hameaux, aux jeux, aux processions, aux cérémonies religieuses..... A certains aliénés on permet la fréquentation des estaminets, des cafés ; ils y lisent les journaux, jouent aux cartes, aux dominos, au billard, à la boule, tirent à l'arc ; ils assistent aux concerts, aux bals publics, etc.

Sous le rapport du travail et des distractions, il nous semble donc difficile de contester la supériorité des colonies ; mais on a cru leur trouver un défaut capital, défaut qui, s'il était réel, condamnerait irrévocablement le système.

On a pensé que, dans une colonie, tout traitement médical proprement dit était à peu près impraticable, les malades ne pouvant être visités aussi fréquemment qu'ils devraient l'être, à cause de leur dissémination sur un trop grand espace de terrain.

Cette objection, je dois le dire, nous touche autant que personne, nous qui, au point de vue des exigences thérapeutiques, n'établissons guère de différence entre la folie et une maladie quelconque. Mais elle n'est que spécieuse. Pour s'en convaincre, il suffit de réfléchir au nombre des aliénés chroniques, pour ne pas dire incurables, comparé à celui des aliénés curables. Hélas ! il n'est personne de nous qui ne sache que le chiffre des premiers l'emporte énormément sur celui des seconds. Sans fixer ici la proportion, vous comprendrez que sur un millier de malades, par exemple, le nombre des aliénés curables ou jugés tels ne sera jamais tellement considérable qu'on ne puisse les installer tous et fort au large, dans les habitations du village à portée d'être visitées par le médecin aussi souvent que cela sera jugé nécessaire. Donc, pour cette première catégorie de malades, pas de difficultés sérieuses pour ce qui est du traitement médical ou pharmaceutique.

Il est une deuxième catégorie, bien plus nombreuse que la pre-

mière, qui, sans être irrémissiblement condamnée, n'offre plus que
de minimes chances de guérison. Celle-ci peut parfaitement être
placée dans une zone plus excentrique, mais encore assez rapprochée
pour que le service médical, moins actif, moins impérieux que
dans le premier cas, puisse se faire sans difficulté.

Reste une troisième catégorie, laquelle a, comme les deux pré-
cédentes, besoin d'être surveillée, mais qu'on ne traite plus. Nul
inconvénient à ce que celle-ci soit reléguée plus au loin, mais
jamais trop loin pour que les malades ne puissent encore facilement
être visités une ou deux fois et plus chaque semaine.

Les choses étant mises sur le pied que nous venons d'indiquer, le
système des colonies nous paraît à peu près exempt de tout inconvénient sérieux au point de vue du traitement, surtout si nous
ajoutons cette considération que des règlements prescrivent au
nourricier, en cas de maladie aiguë et réclamant des soins journa-
liers, d'envoyer sans délai son pensionnaire à l'infirmerie ou asile
central.

Je viens de nommer l'infirmerie. Je ne dirai que peu de mots de
ce complément d'organisation, dont tous ceux qui ont visité Ghéel,
Esquirol en tête, ont senti l'indispensable besoin, et qui, enfin, après
bien des tiraillements, est, à l'heure qu'il est, en voie de rapide
exécution. L'infirmerie est destinée à recevoir transitoirement les
malades à leur arrivée dans la colonie, afin de pouvoir les étudier,
les bien connaître avant de leur assigner la place qui leur convient;
ceux atteints de délire aigu devant, par conséquent, être soumis
plus ou moins de temps à un traitement actif, bains, douches, etc.;
ceux encore qui viennent à être atteints d'une maladie intercur-
rente.

L'infirmerie, ou, comme on voudra l'appeler, l'asile central, nous
semble appelé à combler les lacunes, les *desiderata* qui ont été
signalés dans le système des colonies; elle est comme le couronne-
ment de ce système, pour lequel, aujourd'hui comme autrefois,
nous ne craignons pas de manifester nos vives sympathies. Est-ce là
encore de l'enthousiasme? C'est possible, et j'avoue que je songe
d'autant moins à m'en défendre que j'espère aujourd'hui trouver
dans mes contradicteurs d'autrefois l'indulgence qui sied si bien à
des néophytes. Car, il faut le reconnaître, l'opposition s'est singu-
lièrement calmée, les ténèbres qui enveloppaient la colonie belge
commencent à se dissiper; on y voit un peu plus clair, pas encore
assez, selon nous, mais ne désespérons de rien. L'enthousiasme a
déjà trouvé grâce devant la haute et froide raison de nos contradicteurs; le paradoxe d'il y a vingt ans est devenu une bonne et simple

vérité. Ce n'est pas la première fois que cela arrive : paradoxe !
Toute vérité, l'expérience l'atteste, n'a-t-elle pas été saluée de ce
nom à son entrée dans ce monde : « *In mundo erat, et mundus
eum non cognovit.* »

Un dernier mot sur une question qui n'est pas précisément encore
à l'ordre du jour, mais qui ne peut manquer d'y arriver tôt ou tard,
je veux parler de la création dans d'autres pays d'établissements
semblables à celui de Ghéel.

Lorsque je visitai cette colonie, l'opinion que je m'en étais faite
suscita naturellement dans mon esprit le désir de voir la France
posséder, elle aussi, sa colonie d'aliénés. Je regardais la chose comme
très praticable, et j'en exposais les motifs dans le travail dont je vous
ai parlé. Je me demandais pourquoi ce que le hasard, le temps, la
vitalité, pour ainsi dire inhérente à la chose même, avaient fait, dans
un pays voisin, la science, la volonté éclairée d'hommes compétents,
instruits à mieux faire encore, ne pourraient pas le faire en France,
en Angleterre ou ailleurs. Je savais quelles objections pouvaient être
élevées. J'avoue qu'elles ne m'ont pas paru assez sérieuses pour en
faire l'objet d'une réfutation en règle. Aujourd'hui on en reproduit
une à laquelle on paraît attacher une certaine valeur ; elle porte sur
la différence du caractère des Belges et des Français, probablement
aussi, quoiqu'on ne le dise pas, des Anglais, des Allemands, des
Italiens, etc., etc. Il est facile de se méprendre sur le caractère d'une
nation au milieu de laquelle on n'a fait que passer. En veut-on la
preuve ? Un médecin américain (c'est M. Parigot qui nous l'apprend),
voulant démontrer que rien n'était plus facile que d'établir dans son
pays une colonie à l'instar de celle de Ghéel, dit ceci : « Si Ghéel
était un village allemand ou hollandais, composé de gens phlegma-
tiques, je n'oserais pas le vanter, car il ne serait peut-être pas praticable autre part... Mais ce village est situé en Belgique ; or les
Belges forment la nation la plus turbulente, celle qui adore le plus
le tumulte, et la plus inconstante du monde entier ; donc, continue
notre confrère, cet établissement peut réussir partout. » Qu'en
pense notre collègue M. Brierre de Boismont ? Cette appréciation
diffère sensiblement de la sienne. Laquelle vaut le mieux ? Il im-
porte peu de savoir précisément à quoi s'en tenir sur ce sujet. Ce
n'est pas assurément que je prétende que les nations belge et fran-
çaise ne diffèrent sous aucun rapport, quant au caractère, aux habitudes, aux mœurs ; je veux dire seulement que les différences ne
sauraient être telles, qu'elles ne trouvent facilement un contre-poids
dans l'organisation administrative spéciale de la colonie.

Je persiste donc à croire que la création, dans un pays quelconque, en France, en Allemagne, en Angleterre, etc., d'un établissement semblable à celui de Belgique, ne saurait rencontrer d'obstacles sérieux. Le principe des colonies renferme une idée de progrès, cela est à peu près généralement reconnu aujourd'hui ; je n'en veux pour preuve que les tentatives qui sont faites pour s'y conformer le plus possible. Nous avons confiance dans l'avenir.

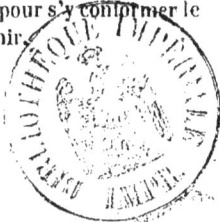